எதுக்கு எது

வி.எஸ்.ரோமா

ISBN 978-1-63904-913-4

பொருளடக்கம்

1

மாங்காய் மாம்பழம் அதிகமாக சாப்பிட்டால் அதற்குப் பால் ஒரு டம்ளர் குடிக்கவும்.

உணவில் அதிக நெய் சேர்த்தால் ஒரு கப் எலுமிச்சை ஜூஸ் குடிக்-கலாம்.

பலாப்பழம் அதிகம் சாப்பிட்டால் ஒரு வாழைப்பழம் சாப்பிடலாம் கேக் நிறைய சாப்பிட்டால் அதற்கு ஒரு டம்ளர் வென்னீர் குடிக்கவும்.

கனமான உணவு வகைகள் அதிகம் சாப்பிட்டால் சுக்கு வெல்லம் சாப்பிடலாம் அல்லது சுக்கு காப்பி தயாரித்து குடிக்கலாம்.

அசைவ உணவுகளை அதிகம் சாப்பிட்டால் ஸ்வீட் சிறிது சாப்பிட-லாம்.

தேங்காய் தேங்காயில் செய்த பதார்த்தங்களை அதிக அளவு சாப்-பிட்டு விட்டால் அதற்கு கொஞ்சம் அரிசி எடுத்து மென்று சாப்பிடவும்.

குடல் புண் அதிகம் இருந்தால் அடிக்கடி வாழைப்பூ சமைத்துச் சாப்பிடலாம்.

மஞ்சள் காமாலையால் பாதிக்கப்பட்டவர்களுக்கு வெள்ளை முள்-ளங்கி அருமருந்து. அதை சாலட் ஆகவும் தயிர்ப்பச்சடி ஜூஸ் என குடிக்க மஞ்சள் காமாலையிலிருந்து விடுபட்டு உடலும் ஆரோக்கியம் பெறும்,

விலகாத நோய் கூட விளாம்பழ லேகியத்தால் விலகும்.

காய்ச்சலுக்கு தண்ணீர் அதிகம் குடிக்க காய்ச்சலின் வேகம் குறை-யும். கருந்துளசி நீர் காய்ச்சலைக் குறைக்கும்.

உடல் கொழுப்பிற்கு வாழைத்தண்டை ஜூஸ் அல்லது கறி கூட்டு செய்து சாப்பிடலாம். இதனால் கொழுப்பு குறைந்து உடல் எடையும் குறையும்.

வெட்டை சூடு தணிய வல்லாரை இலை சின்ன வெங்காயம் சாப்-பிடலாம்.

உடல் உஷ்ணத்திற்கு சீரக நீர் இள நீர் வெந்தயம் ஊறவைத்த நீர் அருந்தக் கொடுக்கலாம்.

வெயிலில் அலைந்துவிட்டு வருபவர்களுக்கு சாத்து குடி ஜூஸ், அல்லது தண்ணீர் வெல்லம் அல்லது பானகம் கொடுக்க சுறுசுறுப்பாக இருக்கும்.

இதயத்திற்கு புத்துணர்ச்சி அளிக்கும் புதினா — பூண்டு குளிர்பா-னம்

புதினா இலை — 50 கிராம்

வேக வைத்த பூண்டு — 20 கிராம்

எலுமிச்சைச் சாறு — 50 மி.லி

ஏலக்காய் — 3 எண்ணிக்கை

தண்ணீர் — 200 மி.லி

அனைத்தையும் ஒன்று சேர்த்து மிக்ஸியில் அரைத்து வடிகட்டி, 4 தேக்-கரண்டி தேன் சேர்த்து சுவையாக அருந்தவும். இதனை காலை அல்-லது மதிய உணவின் இணை உணவாகக் கொண்டால் உடல் பருமன், வாயுக்கோளாறுகள், மலச்சிக்கல், இதய நோய்கள் தீரும்.

எதிர் உணவுகள்

எதிர் உணவுகளை ஒன்றாகச் சேர்த்து உண்ணக்கூடாது!

எதிர் உணவுகளை சேர்த்து உண்டால் அவை ஒன்றுடன் ஒன்று வினை-புரிந்து உடல்நிலையை பாதிக்கும்.

உடலுக்குப் பெருங்கேடு உண்டாகும்!

எல்லோரும் இதை அறிந்து எதிர் உணவுகளை உண்ணாமல தவிர்க்கவும்

எதிர் உணவுகள்

மீன் X முள்ளங்கி

பசலைக்கீரை X எள்

திப்பிலி X மீன்.

தயிர் X மீன் .

திப்பிலி X தேன்.

துளசி X பால்.

தேன் X நெய்.

பால் X புளிப்பான பொருள்கள்.

மோர் X வாழைப்பழம்

இறைச்சி X விளக்கெண்ணெய்

முள்ளங்கி X பால்

அகத்திக்கீரை X ஆல்கஹால்

இவையெல்லாம் ஒன்றுக்கொன்று எதிர் உணவுகள்.

நண்டின் மருத்துவப் பயன்கள்

நண்டில் அதிக அளவிலான புரோட்டின் சத்துக்கள் இருப்பதால், அனைத்து வயதினரும் இதனை சாப்பிடுவது நல்லது, ஏனெனில் தசை- களின் சீரமைப்புக்கு உதவுகிறது.

அதிக அளவிலான மினரல்ஸ், விட்டமின் மற்றும் குறைந்த அளவிலான கொழுப்பு இருப்பதால் இதய நோய்களிலிருந்து காக்கிறது. மேலும் மூளைகளின் வளர்ச்சிக்கு உதவுகிறது.

உடலில் உள்ள திசுக்கள் மற்றும் செல்களில் ஏற்படும் சேதத்தினை தடுக்க இதில் உள்ள செலீனியம் சத்து உதவுகிறது. ஜலதோஷம் உள்- ளிட்ட பல பிரச்சனைக்களுக்கு சிறந்த நிவாரிணியாக செயல்படும்.

இதில் உள்ள ரிபோபிளேவின் சத்து, இரத்த சிவப்பு அணுக்களின் உற்- பத்திக்கு உதவுகிறது. மேலும் கண்கள், தோல் மற்றும் நரம்பு மண்டல

செயல்பாட்டினையும் ஊக்குவிக்கிறது.

பருக்கள் இருந்தால், நண்டுகளை சாப்பிடுங்கள். ஏனெனில் நண்டில் உள்ள ஜிங்க், எண்ணெய் சுரப்பை கட்டுப்படுத்தும். இதனால் முகப்பருக்கள் ஏற்படுவது தடுக்கப்படும்.

வெள்ளரிக்காயின் மருத்துவப் பயன்கள்

வெள்ளரிக்காய் குறைவான••••••••••• கலோரி அளவைக் கொண்டுள்ளது.
வெள்ளரிக்காய், குளிர்ச்சியானது. அப்படியே உண்ணத்தூண்டும் அளவுக்குத் தனிச் சுவையுடையது. நன்கு செரிமானம் ஆகக்கூடியது. வெள்ளரியில் உள்ள நீர் சத்து நாக்கு வறட்சியைப் போக்குவதுடன் பசியை••••••••• உண்டாக்கும்.

சிறுநீர்ப் பிரிவைத் தூண்டச் செய்வது, இரைப்பையில் ஏற்படும் புண்ணையும், மலச்சிக்கலையும் குணப்படுத்தக்கூடியது•••••••••••
இக்காய் பித்தநீர், சிறுநீரகம் ஆகியன சம்பந்தப்பட்ட அனைத்துக் கோளாறுகளையும் குணமாக்குகிறது.

வெள்ளரிக்காய் கீல்வாதம் சம்பந்தப்பட்ட கோளாறுகளை குணமாக்குவதில் வல்லமைமிக்க உணவாகத் திகழ்கிறது. 100 கிராம் வெள்ளரிக்காயில் 96 சதவிகிதம் ஈரப்பதம்உள்ளது.

சாதாரணமாக வெள்ளரிக்காயைப் பச்சையாகக் கடித்துச் சாப்பிடுவது வழக்கம்.
இளநீரைப் போன்றே ஆரோக்கிய ரசமாய் வெள்ளரிக்காய்ச் சாறு திகழ்கிறது.
வயிற்றுப்புண் உள்ளவர்கள் இரண்டுமணி நேரத்திற்கு ஒரு தடவை ஆறு அவுன்ஸ் வீதம் வெள்ளரிச் சாறு அருந்தினால் வயிற்றுப்புண் குணமாகும்.

காலராநோயாளிகள் வெள்ளரிக்கொடியின் இளந்தளிர்களை ரசமாக்கி,

அதனுடன் இளநீரையும் கலந்து, ஒருமணிக்கு இரண்டு அவுன்ஸ் வீதம் அருந்த வேண்டும். வறண்ட தோல், காய்ந்து விட்ட முகம் உள்ளவர்கள், வெள்ளரிக்காய் சீசனில் தினமும் வெள்ளரிக்காய்ச் சாறு சாப்பிட்டு வந்தால் வறட்சித் தன்மையை போகும்.
நோய் எதிர்ப்புச் சக்தியை அளிக்கும் ஆற்றலையும் கொஞ்சம் கொஞ்சமாக அதிகரிக்கச்செய்யும்.

மலச்சிக்கலுக்காகச் சிலர் ஏதாவது ஒரு பழம் சாப்பிடுவார்கள். அதற்குப்பதிலாகத் தினசரி இரண்டு வெள்ளரிக்காய்களைச் சாப்பிட்டால் மலச்சிக்கலின்றி எப்போதும் குடல் சுத்தமாய் இருக்கும். நீரிழிவு நோயாளிகள் எடை குறைய விதையுடன் சேர்த்தே வெள்ளரிக்காய் சாற்றை அருந்த வேண்டும்.

வெள்ளரியில் தாது ப் பொருட்களான சோடியம், கால்சியம், மக்னேசியம், இரும்பு, பாஸ்பரஸ், கந்தகம், சிலிகன், மற்றும் குளோரின் இதில் உண்டு இரத்ததில் சிவப்பணுக்களை உற்பத்தி செய்யும் பொட்டாசியம் அதிகம் உண்டு. ஈரல், கல்லீரல் சூட்டைத் தணிப்பதால் நோய் குணமாகும்.

அகத்திக்கீரையின் மருத்துவ பயன்கள்

அகத்திக்கீரையில் இலை, பூ, காய், பட்டை, வேர் ஆகிய அனைத்தும் மருந்தாக பயன்படுகின்றன.

இக்கீரை காய்ச்சலைக் குறைத்து உடல்சூட்டை சமன்படுத்தும் இயல்புடையது.
குடல்புண், அரிப்பு, சொறிசிரங்கு, தொண்டைப்புண் மற்றும் தொண்டைவலி, தோல் நோய்கள் போன்றவற்றிற்கு இக்கீரையை சாப்பிடுவதன் மூலம் குணமாகும்.

அகத்திக்கீரையைப் பச்சையாக மென்று சாற்றை உள்ளே விழுங்கும்போது தொண்டைப் புண், தொண்டை வலி ஆகிய நோய்கள் நீங்கும். ரத்த பித்தம், ரத்த கொதிப்பு, ஆகியவை அகத்திக்கீரையை சாப்பிடுவ-

தால் அகலும்.

அகத்திக்கீரையை வாரம் ஒரு முறை சமைத்து உண்ண வெயிலில் அலைவதால் ஏற்படும் வெப்பம், மலச்சிக்கல், காபி, டீ, ஆகியவற்றைக் குடிப்பதால் ஏற்படும் பித்தம் ஆகியவை தீரும்.

இக்கீரையைப் பிழிந்து அதன் சாறை 2 துளி மூக்கில் விட்டால் காய்ச்-சல் நீங்கும்.
அகத்தி இலைச் சாற்றை நெற்றியில் தடவி நெற்றியை இலேசாக அனலில் காண்பிக்க கடுமையான தலைவலி, சளி, ஜலதோஷம் போன்-றவை நீங்கும்.

இக்கீரையில் சுண்ணாம்புச் சத்து, வைட்டமின் ஏ அதிகளவு உள்ளது. பால் சுரக்காத தாய்மார்கள் தொடர்ந்து அகத்திக் கீரையைச் சாப்பிட நன்கு பால் சுரக்கும். இக்கீரை சமைக்கும்போது நன்றாக வேக வைத்து உண்ண வேண்டும்.

அகத்தி கீரை வயிற்றுப் புண் என்னும் நோயைக் குணப்படுத்தும். இதற்கு அகத்திக்கீரையை நன்றாக கழுவி இதில் 4 பங்கு சின்ன வெங்-காயத்தை சேர்த்து அகத்திக்கீரை சூப் தயாரித்து தினமும் 1 வேளை குடிக்கலாம்.

உடம்பில் காணப்படும் தேமலுக்கு அகத்தி கீரையின் இலையை தேங்கா எண்ணெய்யில் வதக்கி, அதை விழுதாக அரைத்து பூசி வந்தால் தேமல் முற்றிலுமாக மறையும். அகத்தி கீரை சாற்றை சேற்று புண்களில் தடவி வர சேற்று புண்கள் விரைவில் ஆறிவிடும்.

நோய் எதிர்ப்பு சக்தியை அதிகரிக்கும் மங்குஸ்தான்

பழங்களின் ராணி" என அழைக்கப்படும் மங்குஸ்தான் பழம், மருத்துவ குணம் வாய்ந்தது. தென்னிந்திய மலைப்பகுதியில், தோட்டப் பயிராக வளர்க்கப்படுகிறது. இது மலேசியா, மியான்மர், இந்தோனேசியா, தாய்-

லாந்து ஆகிய நாடுகளில் அதிகம் விளைகிறது. தென் அமெரிக்க நாடு-கள், பிலிப்பைன்ஸ் ஆகிய நாடுகளிலும் கிடைக்கிறது.

இதை தென்கிழக்கு ஆசிய நாடுகளில், பழங்காலத்தில் தோல், பற்களின் ஈறு நோய்களுக்கும், தொற்று நோய் கிருமிகளையும், காளான்களையும் அழிக்கவும் பயன்படுத்தினர். கம்ப்யூட்டரில் வேலை செய்பவர்களுக்கு, கண்கள் வறட்சி அடைந்து எரிச்சலை உண்டாக்கும். இதனால் சிலர் தலைவலி, கழுத்து வலி என அவதிக்குள்ளாவார்கள். இவர்கள் மங்குஸ்தான் பழம் சாப்பிட்டு வந்தால் கண் எரிச்சல் நீங்கி, கண் நரம்புகள் புத்துணர்வு பெறும்

.

மங்குஸ்தான் பழத்தில், எலும்புகளை பலப்படுத்தக்கூடிய நோய் எதிர்ப்பு சக்தியை அதிகரிக்கச் செய்யும் மருத்துவ குணங்கள் உள்ளன. இந்த பழம், குழந்தைகளுக்கு நோய் எதிர்ப்பு சக்தியை கொடுக்கக் கூடியதாக விளங்குகிறது. எலும்புகள் பலவீனம், எலும்புகள் பலம் குன்றி காணப்-படுவது, எலும்பு தேய்மானம் போன்றவற்றிற்கு இது சிறந்த மருந்தாக விளங்குகிறது.

வயதானவர்களுக்கு முழங்காலுக்கு கீழே ஏற்படும்•••• பலவீனத்தை, பலப்படுத்துவதற்கு மங்குஸ்தான் உதவி செய்கிறது. கால்களில் ஜீவனற்று இருப்பவர்களுக்கும், இது சிறந்த தீர்வாக இருக்கும். நாட்பட்ட புண்கள், காயங்கள், காய்ச்சல், ரத்தம் கலந்த வயிற்றுப்போக்கு, உடல் மற்றும் மனச்சோர்வு, மன அழுத்தம், கவலை போன்றவற்றை குணமாக்க மங்-குஸ்தான் பழம் உதவுகிறது.

வீக்கம் குறைக்கவும், புற்று நோய் எதிர்ப்பு சக்தியை பெருக்கவும், தோல் சுருக்கத்தை குறைக்கவும், பாக்டீரியா மற்றும் வைரசுக்கு எதிர்ப்பாக-வும் பயன்படுகிறது. உடல் சூட்டைத் தணித்து, தேகத்தை சமநிலை-யில் வைத்திருக்க உதவுகிறது. வயிற்றுவலியைக் குணப்படுத்தும் தன்மை இதற்கு உண்டு. சீதபேதி, ரத்தக் கழிச்சல் உள்ளவர்கள், மங்குஸ்தான் பழத்தின் மேல் தோலை சுட்டு அல்லது பச்சையாக அரைத்து, அதனு-டன் தேன் கலந்து சாப்பிட்டால் உடனே குணமாகும்.

மங்குஸ்தான் பழத்தை சுவைத்து சாப்பிட்டு அல்லது அதன் தோலை காயவைத்து பொடி செய்து தேன் கலந்து, சாப்பிட்டு வந்தால் வாய் துர்-நாற்றம் நீங்கும். வயிற்றுப்புண், வாய்ப்புண் குணமடையும். கிருமிகளைக் கொல்லும். சிறுநீர் நன்கு வெளியேற மங்குஸ்தான் பழம் சிறந்த மருந்-தாகும். அதுமட்டுமல்லாமல் இருமலை தடுக்கும், சூதக வலியை குண-மாக்கும், தலைவலியை போக்கும், நாவறட்சியை தணிக்கும்.

மாதவிலக்கு காலங்களில் பெண்களுக்கு ஏற்படும் அதிக ரத்தப்போக்கை குறைக்க உதவுகிறது. மங்குஸ்தான் பழத்தை சாப்பிட்டு வந்தால் மூல-நோயால் ஏற்பட்ட பாதிப்புகள் குறையும். சீசன் காலங்களில் மங்குஸ்-தான் பழத்தை வாங்கி சாப்பிடுவது நல்லது.

உருளைக்கிழங்கு

உருளைக்கிழங்கை ஒருமுறை சமைத்து ஃப்ரிட்ஜில் வைத்துவிட்டு, தேவைப்படும்போது சாப்பிடும் பழக்கம் பலருக்கு உண்டு. அப்படிச் செய்-யும்போது சமைத்த உருளைக்கிழங்கில் உள்ள பாக்டீரியாக்கள் அதி-லேயே தங்கி விட வாய்ப்புகள் உள்ளன. இதன் காரணமாக நச்சுத் தன்மை உள்ளதாக மாறிவிடும்; வாந்தி, குமட்டல், உடல்நல பாதிப்பு எல்லாம் ஏற்படும்.

சமையல் எண்ணெய்

எந்த வகை சமையல் எண்ணெயாக இருந்தாலும், அதைத் திரும்பத் திரும்ப சூடுபடுத்திப் பயன்படுத்தக் கூடாது. அந்த எண்ணெயின் அடர்த்தி அதிகரித்து, பயன்படுத்த முடியாத நிலைக்குத் தள்ளப்பட்டுவி-டும். இது புற்றுநோய், இதய நோய்கள் ஏற்படக் காரணமாகவும் அமை-யும்.

பீட்ரூட்

பீட்ரூட்டும் கீரை வகைகளைப் போல நிறைய நைட்ரேட்ஸை உள்ள-
டக்கியது. அதனால் பீட்ரூட்டையும் மீண்டும் சூடுசெய்து பயன்படுத்தக்
கூடாது.

பாதம்

கண்டங்கத்திரி இலையுடன் தேங்காய் எண்ணெயை ஊற்றிச் சாறு பிழிந்-
துத் தடவினால் கால் வெடிப்பு சரியாகும்.

விளக்கெண்ணெய், தேங்காய் எண்ணெய் சம அளவு எடுத்து பாதத்தில்
தடவி வந்தால் பாதம் மிருதுவாக இருக்கும்.

லேசாக சூடு செய்த வேப்பெண்ணெயை விரல்களின் இடுக்கில் தடவி-
னால் சேற்றுப் புண்கள் சரியாகும்.

வாழைப்பூவை பருப்பு சேர்த்துச் சமைத்து சாப்பிட்டு வந்தால், கை,
கால்களில் வரும் எரிச்சல் நீங்கும்.

இரண்டு கால் விரல்களையும் தினமும் ஐந்து நிமிடத்துக்கு நீட்டி -
மடக்கும் பயிற்சியைச் செய்து வரவேண்டும். ரத்த ஓட்டம் சீராகும்.

பாதம், விரல் வலி சரியாகும்.
    வயிற்றுப்போக்கு விடுபட உடனடி உபாயம்... வெறும் கொய்யா
இலைகளை மெல்வதுதான்.

சாப்பிட்டதும் நெஞ்செரிச்சலா..? சிறிது வெல்லம் கரைத்த நீரை அருந்-
தினால் போதும்.

வியர்வை தங்கிய உடையுடேனேயே இருப்பது ஆபத்தானது. அதுவே
நோய் தொற்றுக்கான காரணியாக அமைந்துவிடும்.
நீங்கள் நீண்ட நேரமாக தண்ணீர் குடிக்காமல் இருந்தாலும்கூட சிறுநீர்
மஞ்சளாக போகும்.

உடலில் ஏதேனும் காயம் அல்லது நகக்கீறல் போன்றவை ஏற்பட்டால், 12 மணி நேரத்துக்குள் தடுப்பு ஊசி (டி.டி.) போடவேண்டும். தடுப்பூசி காலத்தில் இருக்கும், பத்து வயது வரையுள்ள குழந்தைகள் என்றால், இந்த ஊசி தேவையில்லை.

மூலம், பவுத்திரம் பாதிப்பு உள்ளவர்கள் கூச்சப்படாமல் உடனே டாக்டரைப் பார்க்க வேண்டும். நார்ச்சத்துள்ள உணவை அதிகம் சேர்த்துக் கொள்ளவேண்டும்.

மலச்சிக்கல் தொடர்ந்தால், இதயத்துக்கே ஆபத்தாகிவிடும்.நில்... கவனி... செல்...!
மருத்துவமனையில் நோயாளியின் படுக்கைக்குக் கீழே, நடைபாதை என்று கிடைத்த இடங்களில் எல்லாம் அமர்ந்து சாப்பிடுவது தவறு....... அது... தொற்றுக்கிருமிகளை பரஸ்பரம் உள்ளேவெளியே எடுத்துச்செல்லும் வேலையைத்தான்செய்யும்.

நோயாளிகள் தங்கும் இடம்

தவிர்க்க முடியாத சூழலைத் தவிர, மற்ற சமயங்களில் குழந்தைகள் மற்றும் முதியவர்களை நோயாளியைப் பார்ப்பதற்காக மருத்துவமனைக்கு அழைத்துச் செல்லக் கூடாது

'போஸ்ட்மார்ட்டம்' என்றாலே பலருக்கும் ஒருவித பயமும் பதற்றமும் இருக்கும். இதன் காரணமாக போஸ்ட்மார்ட்டத்தைத் தவிர்த்துவிட்டால்... பல்வேறு சிக்கல்களைச் சந்திக்க நேரிடும். எதிர்பாராத மரணமென்றால் கட்டாயம் பிரேத பரிசோதனை செய்வதுதான் எல்லாவற்றுக்கும் நல்லது. பரிசோதனை அறிக்கை இருந்தால்தான் வாரிசுகளுக்கான இன்ஷூரன்ஸ் உள்ளிட்ட அனைத்துவிதமான முதலீடுகளை பெறுவதில் சிக்கல் ஏற்படாமலிருக்கும்.

ஹோட்டல், ஹாஸ்டல் போன்ற இடங்களில் பயன்படுத்தப்படும் தட்டு மற்றும் டம்ளர்களை சரியாக கழுவவில்லை என்றாலும், சாலட்டில் போடப்படும் பச்சைக் காய்கறிகள், பழங்களை சுத்தமான தண்ணீரில் அலசவில்லை என்றாலும்... அமீபியாசிஸ் எனும் தொற்றுக்கிருமி தாக்-

குதல் ஏற்படும். இதனால், சாப்பிட்டதும் மலம் கழிந்துவிடும். கவனிக்காமல் விட்டால் உடல் மெலிந்து எதிர்ப்புச் சக்தியை முற்றிலுமாக இழக்க நேரிடும்

.

போரடிக்கிறது' என அடிக்கடி காபி, டி குடிக்கக் கிளம்பாமல்... தூய்மையான தண்ணீரைக் குடிப்பதே நல்லது.

ஒரே இடத்தில் உட்கார்ந்திராமல் அவ்வப்போது எழுந்து நடக்கவேண்டும். அதிகபட்சம் 45 நிமிடங்களுக்கு மேல் தொடர்ச்சியாக அமர வேண்டாம். லிஃப்ட் பயன்படுத்துவதை கூடுமானவரை தவிர்க்கவும்

.

ஓடுவது நல்ல உடற்பயிற்சி. ஆனால், கறுப்பு நிற ஆடை அணிந்து கொண்டு ஓடக் கூடாது. உடலில் அதிக வெப்பம் ஈர்க்கப்பட்டு சிக்கல் உருவாகலாம். ஜிலுஜிலு குளிர் நேரமென்றால்... கறுப்பே சிறப்பு.

கம்ப்யூட்டரில் வேலை பார்ப்பவர்கள் 20-20-20 பயிற்சியைப் பழக வேண்டும். இருபது நிமிடங்களுக்கு ஒருமுறை, இருபது அடி தொலைவிலுள்ள பொருளை, இருபது விநாடிகள் பார்த்து கண்ணை இலகுவாக்குவதுதான் பயிற்சி. அவ்வப்போது கண்களைக் கழுவுவதும் அவற்றுக்குப் புத்துணர்ச்சியைத் தரும்.

சமைக்கும்போது ஜன்னல்களைத் திறந்து வைப்பது... அல்லது எக்ஸாஸ்ட் ஃபேனை ஓடவிடுவது நல்லது. சமையல் எரிவாயுவிலிருந்து வெளிப்படும் நச்சுக்களைத் தொடர்ந்து சுவாசிப்பது நுரையீரலுக்கு ஆபத்தானது.

எச்சரிக்கை

வெற்றிலை-பாக்கு, புகையிலை, சீவல், புகை போன்றவற்றைத் தொடர்ச்சியாக பயன்படுத்துவோரின் வாயானது, உட்புறம் மென்மைத் தன்மையை இழந்து, நார்நாராகக் காட்சியளிக்கும். இது, வாய் புற்றுநோய்க்கு வழிவகுக்கும்.

இரவு உணவுக்குப் பிறகு நீண்ட நேரம் வெறும் வயிறாக இருப்பதால்,

ஆசிட் நிறைய சுரந்திருக்கும். எனவே, காலையில் கட்டாயம் சாப்பி-டவேண்டும். சரிவர சாப்பிடாமல் பழகிவிட்டால், அது வயிற்றில் புற்று-நோயை உருவாக்கும்.

இரவு வெகு நேரம் வேலை செய்ய வேண்டியிருந்தால், மறுநாள் காலை-யில் வாக்கிங், ஜாகிங் போகக்கூடாது. அது, பயனளிப்பதற்குப் பதிலாகக் கெடுதலையே தரும்.

அலர்ஜி — ஆஸ்துமா போன்ற நோய்கள் இருந்தால், செல்லப் பிரா-ணிகளைக் கொஞ்சம் தள்ளியே வையுங்கள். அலர்ஜி நோய்க்கு, கரப்-பான் பூச்சி ஒரு முக்கிய காரணம்.

நாற்பது வயதுக்குமேல் தொடர்ச்சியாக அல்சர் தொந்தரவு இருந்தால் என்டோஸ்கோபி பரிசோதனை செய்துவிடுவது நல்லது. ஃபாஸ்ட்ஃபுட் வகையறாக்களைத் தொடவே கூடாது.

சுகாதாரமற்ற முறையில் பச்சை குத்துதல் மற்றவர்களுடைய நோயை நமக்கு வாங்கித் தந்துவிடும், ஆகவே பச்சை குத்துவதை தவிர்ப்பது சிறந்தது...

சித்தர்களின் பரிசு படித்ததில்......

தொப்புளில் எண்ணை போடுங்கள்...
நமது தொப்புள் (நாபி) தாய் மூலம் நமக்கு வழங்கப்பட்ட ஒரு அற்பு-தமான பரிசு. ஒரு 62 வயது மனிதன் தனது இடது கண் பார்வையை சற்று இழந்தார். அவரால் இரவு நேரத்தில் மிகவும் சிரமப்பட்டு தான் பார்க்க முடியும். அவரது கண்கள் நல்ல நிலையில் இருந்தன. ஆனால் ஒரே ஒரு பிரச்சனை அவரது கண்களுக்கு இரத்தம் வழங்கும் நரம்புக-ளில் இரத்தம் வற்றிப்போயிற்று. அவர் மீண்டும் பார்க்க முடியாது என்று என்று கண் நிபுணர்கள் மூலம் அறிவிக்கப்பட்டது.

அறிவியல் படி, கரு வளரும் பொழுது முதலில் தொப்புள்...... பகுதி உருவாக்கப்படுகிறது. பிறகு, அது தொப்புள் கொடி மூலம் தாயின் நஞ்-

சுக்கொடியுடன் இணைகிறது.

நமது தொப்புள் நிச்சயமாக ஒரு அற்புதமான•••• விஷயம்!
அறிவியல் படி, ஒரு நபர் காலமான பிறகு, தொப்புள் 3 மணி நேரம்
சூடாக இருக்கும்.

காரணம் ஒரு பெண் கருத்தரிக்கும் போது, உணவு பொருட்கள் தாயின்
தொப்புள் மூலம் குழந்தையை அடைகிறது. முழுவதும் வளர்ந்த
குழந்தை 270 நாட்கள் = 9 மாதங்களில் உருவாகிறது. இதனால் அங்கு
எப்பொழுதும் ஒரு உஷ்ணம் இருந்து கொண்டே இருக்கும்.

நம் உடலின் அனைத்து நரம்புகளின் மைய புள்ளியாக, நம் தொப்புள்
அமைக்கப்பட்டுள்ளது.

நம் வயிற்றில் 72,000-க்கும் மேல் நரம்புகள் கொண்ட "PECHOTI"
என்று ஒன்று தொப்புளின் பின்னால் அமைந்துள்ளது. நம்ப முடியவில்-
லையா? நம் உடலில் உள்ள இரத்த நாளங்களின் மொத்த அளவு பூமி-
யின் இருமுறை சுற்றளவுக்கு சமமாகும்.

தொப்புளில் எண்ணெய் வைப்பது கண்கள் வறட்சி, கண்பார்வை குறை-
பாடு, பித்த வெடிப்பு, கணையம் பிரச்சினைகள் குணமாகி பளபளப்பான
முடி, ஒளிரும் உதடுகள் கிடைப்பதுடன், முழங்கால் வலி, உடல் நடுக்-
கம், சோம்பல், மூட்டு வலிகளை எதிர்கொள்ளவும் உதவுகிறது.

கண்கள் வறட்சி, பார்வை குறைபாடு, நகம், தலைமுடி மற்றும் உதடுகள்
பொலிவிற்கு

தூங்குவதற்கு முன், இரவில் தொப்புளில் நெய் அல்லது தேங்காய்
எண்ணெய் 3 சொட்டு வைத்து தொப்புளை சுற்றி ஒன்றரை அங்குல
அளவிற்கு மசாஜ் செய்யவும்.

முழங்கால் வலி: தூங்குவதற்கு முன், இரவில் தொப்புளில் ஆமணக்கு
எண்ணெய் 3 சொட்டு வைத்து தொப்புளை சுற்றி ஒன்றரை அங்குல

அளவிற்கு மசாஜ் செய்யவும்.

மூட்டு வலி, நடுக்கம் மற்றும் சோம்பல் நிவாரணம், உலர்ந்த சருமத்திற்கு தூங்குவதற்கு முன், இரவில் தொப்புளில் கடுகு எண்ணெய் 3 சொட்டு வைத்து தொப்புளை சுற்றி ஒன்றரை அங்குல அளவிற்கு மசாஜ் செய்-யவும்.

ஏன் தொப்புளில் எண்ணை....... வைக்கிறோம்?
நம் தொப்புள் ஏதாவது நரம்புகள் வறண்டு போயிருந்தால் இந்த எண்-ணெயை அந்த நரம்புகள் வழியாக செலுத்தி அவற்றை திறக்கும
.

ஒரு குழந்தைக்கு வயிற்றுவலியின் போது, சாதாரணமாக பெருங்காயம் மற்றும் தண்ணீர் அல்லது எண்ணெய் கலந்து தொப்புளை சுற்றி தடவி விடுவார்கள். நிமிடங்களில் வலி குணமாகும். அதே வழியில் தான் இந்த எண்ணெய் மசாஜ் வேலை செய்யும்.

ஒரு 30 வினாடிகள்...
இரு காது துவாரங்களையும்
விரல்களால் அடைத்துக்கொள்ளுங்கள்...
நின்று போகும் தீராத விக்கல்!
ஒரே ஒரு சிறு கரண்டி அளவுக்கு
சர்க்கரையைவாயில் போட்டு சுவையுங்கள்..
பறந்து போகும் விக்கல்!
கொட்டாவியை நிறுத்த...
கொட்டாவி வருவதற்கான காரணம்:
Oxygen பற்றாக்குறை தான்.
அதனால்...
ஒரு நான்கு அல்லது ஐந்து தடவை,
நன்கு மூச்சை இழுத்து விடுங்கள்...
கொட்டாவி போய், நன்கு சுறுசுறுப்பாகி
விடுவீர்கள்!
உடல் துர் நாற்றத்தைப்போக்க...
குளிக்கும் போது நீங்கள் குளிக்கும் தண்ணீரில்

ஒரே ஒரு தக்காளிப் பழத்தின் சாற்றினை
கலந்து பிறகு குளிக்கவும்... அவ்வளவு தான்...
நாள் முழுக்க புத்துணர்வுடன் திகழ்வீர்கள்!
வாய் துர்நாற்றத்தால் சங்கடமா?
எலுமிச்சை சாற்றில் சிறிது உப்பு சேர்த்து குடித்து வந்தாலும்,
வாயைக் கொப்பளித்து வந்தாலும் வாய் துர்நாற்றம் நீங்கும்.
தலைமுடி வயிற்றுக்குள் போய் விட்டதா?
வாழைப்பழத்தினுள் அல்லது வெற்றிலையில்
ஒரு நெல்லை வைத்து விழுங்க,முடி வெளியேறி பேதியும் நிற்கும்.
வேனல் கட்டி தொல்லையா?
வெள்ளைப் பூண்டை நசுக்கி சிறிது சுண்ணாம்பு கலந்து கட்டி மீது
தடவி வர அது உடையும்.

எதுக்கு எது
எதற்காக எந்த உணவு சாப்பிடலாம்
என்பதை அறிந்து
எல்லோரும் கடைபிடித்தால்
எல்லோரும் நோயிலிருந்து
விடுபட்டு ஆனந்தமாக வாழலாம்
முற்போக்கு எழுத்தாளர்
வி.எஸ்.ரோமா
கோயம்புத்தூர்

நான்

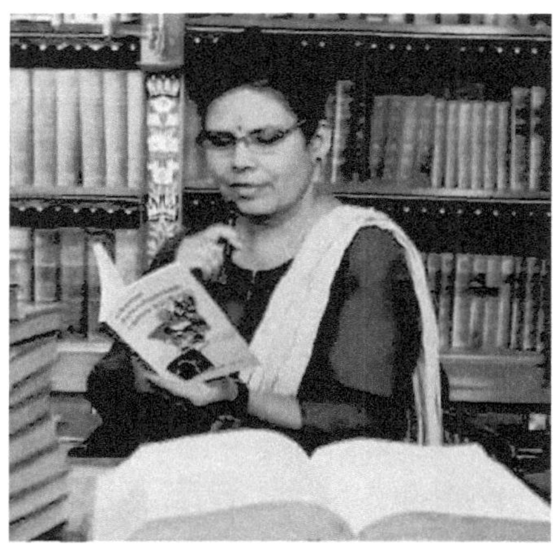

வாசகர்களால் நான்
வாசகர்களுக்காக நான்

முற்போக்கு எழுத்தாளர் வி.எஸ்.ரோமா – கோயம்புத்தூர்
+91 82480 94200
20 புத்தகங்கள் எழுதியுள்ளேன்
விருதுகள் பல பெற்றுள்ளேன்.
கதை , கவிதை, கட்டுரை, நாவல் பொன்மொழி, நாடகம்
எழுதுவேன்.

என்
எழுத்து
என் மூச்சுள்ள வரை
என் வாசிப்பே
என் சுவாசிப்பு

என்றும்
எழுதிக் கொண்டிருக்க வே
என் ஆசை

நான் திருமணமே செய்து கொள்ளாத பெண்மணி என்பதில்
எனக்கு மகிழ்வே.

என் எழுத்துக்கு முழு ஒத்துழைப்பு கொடுப்பவர்கள் என்
பெற்றோர்களே.

தந்தை
கா சுப்ரமணியன் _ தாசில்தார் - ஓய்வு

தாய்.
சு. கிருஷ்ணவேணி

என் பெற்றோர்களே
என்
எழுத்துக்கும்
எனக்கும் முழு ஒத்துழைப்பு தருகின்றவர்கள் என்பதில்
எனக்கு மகிழ்ச்சியே.

நான் ரோமா ரேடியோ
என்ற பெயரில் எஃப் எம் ஆரம்பித்துள்ளேன்.

என்
எழுத்து
என் ரோமா வானொலி மூலம்
எங்கும் ஒலிக்க
எட்டு திக்கும் ஒலிக்க
என் ஆவல்.

பெண்களை

பெரிதாக நினைத்துப்
பெரும் மகிழ்ச்சியடைந்து
பெருமைப் படுத்த வேண்டும்.

முற்போக்கு எழுத்தாளர்
வி.எஸ். ரோமா
Roma Radio
கோயம்புத்தூர்
+91 82480 94200